AF503664

Extrait des Archives générales de Médecine
numéro d'avril 1868.

PATHOGÉNIE

D'UNE CLASSE PEU CONNUE

D'AFFECTIONS DOULOUREUSES.

ALGIES CENTRIQUES

ET RÉFLEXES

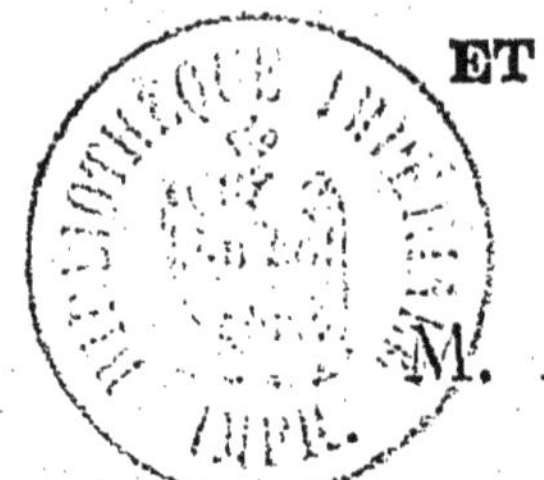

PAR

M. A. TRIPIER

Depuis longtemps la physiologie a déterminé avec une assez grande précision la voie suivie par les impressions qui doivent aboutir à la production de perceptions douloureuses, et limité ainsi les écarts possibles des théories relatives au mécanisme de leur transmission. Mais la nosologie n'a aucunement profité, jusqu'à présent, de ces notions. Des exemples nombreux, et trop connus pour qu'il soit utile de les rappeler ici, rendent d'ailleurs très-bien compte de l'insuffisance, surprenante au premier abord, que nous rencontrons dans les spéculations des pathologistes. Chacun sait, en effet, que lorsqu'une découverte physiologique vient ruiner une théorie médicale, les conséquences de cette théorie peuvent lui survivre pendant un temps fort long à l'état de tradition. Or, il en est des mots comme des théories : un mauvais mot ayant été fait autrefois pour représenter des idées qui n'ont plus cours, on continue néanmoins à l'employer alors qu'il n'a plus aucune espèce de sens ; et, à force de l'employer ainsi, on subit machinalement l'influence des idées auxquelles il répondait.

C'est ce que nous voyons actuellement se produire à l'occasion de la plupart des phénomènes douloureux. L'embarras où se sont trouvés, depuis un demi-siècle, tous les auteurs qui ont essayé de définir les *névralgies*, eût dû les conduire à se demander si leur tentative était légitime. Il n'en a rien été : tous ont passé outre, sans accuser le moindre scrupule. Pensant autrefois que la douleur pouvait être un phénomène spontané, on a donné le nom de névralgie à cet effet sans cause. On a bien consenti, depuis, à reconnaître qu'il n'est pas d'effet sans cause ; mais le mot est resté, et, avec lui, toutes les conséquences de l'idée qu'il représentait. Sans croire aux affections essentielles, on les admet ; on est dès lors dispensé d'en étudier la genèse. De là une pathologie réduite à la nomenclature d'états non définis, et la thérapeutique de cette pathologie : collection informe de recettes à toutes fins.

Lorsque la douleur est rapportée à une région dans laquelle existe de l'inflammation, ou de l'hypergénèse, ou une hétérotopie, etc., on se contente de l'appeler *douleur* et de la décrire comme un symptôme de l'inflammation, du cancer, etc.

Dira-t-on que l'expression *névralgie* répondait à la douleur quand la lésion qui détermine celle-ci a son siége dans le tissu nerveux ? — Non. Les auteurs ont toujours distingué ce qu'ils appelaient névralgie de la douleur causée par la névrite, par les névromes, par le traumatisme d'un nerf, par l'encéphalite, par la myélite.

S'il n'y a pas de névralgies, dans l'acception usuelle du mot, la douleur, l'*algie*, est une réalité. Une lésion la produit, cause organique nécessaire de tout phénomène morbide, sur l'existence de laquelle il n'y a plus lieu d'insister. Mon but est ici d'indiquer de quel ordre est cette cause dans un grand nombre de cas où l'on n'a pas l'habitude de s'en préoccuper, et d'appeler notamment l'attention sur la genèse des états douloureux dont la condition organique est plus difficile à saisir parce que le point sur lequel elle agit est plus ou moins éloigné de celui auquel le centre percepteur rapporte la douleur, et que les relations pathologiques qui existent entre ces deux points ne se trahissent par aucune réaction douloureuse.

I.

Lorsqu'on irrite un filet nerveux sensitif vers son extrémité périphérique, il y a transmission centripète d'une impression, d'une douleur, que le sensorium rapporte à la partie irritée. Le mécanisme de l'affection n'est pas différent lorsque, au lieu d'être irrité par un expérimentateur qui l'a mis à découvert, le nerf porte au centre l'impression d'une lésion de son propre tissu ou des tissus dans lesquels il se perd. A ce mécanisme simple se rattache le plus grand nombre des états douloureux : toute la classe des *algies centripètes* que je n'ai pas à examiner aujourd'hui.

Mais les sensations douloureuses, tactiles, de température, auditives, optiques, olfactives, gustatives, répondent-elles à toutes les impressions qu'un nerf sensitif peut transmettre au centre nerveux ? Les sensibilités spéciales, fonctionnelles, et la sensibilité générale ou sensibilité à la douleur, représentent-elles tous les modes d'activité, toutes les propriétés du nerf sensitif ? Non. Les nerfs sensitifs ont encore la propriété de transmettre au centre des impressions qui, n'étant ni sensorielles ni douloureuses, échappent à la conscience, et, par suite, à l'observation directe, impressions dont, pour cette raison, le rôle a passé inaperçu, bien qu'il ait en pathologie une importance considérable.

Établissons d'abord la réalité de cette faculté qu'ont les nerfs sensitifs d'agir sur les centres sans que nous ayons conscience de leur activité.

Dans l'appareil ganglionnaire, ce défaut de perception des impressions transmises au centre par les nerfs sensitifs existe pour l'état d'activité fonctionnelle de ceux-ci.

D'autres faits viennent fournir des exemples analogues pour les nerfs cérébro-spinaux.

Après avoir établi que le système nerveux sensitif était le premier atteint dans l'empoisonnement par la strychnine, M. Cl. Bernard essaya de voir, il y a quelques années, si l'action toxique pouvait être transmise de la périphérie au centre par les cordons nerveux, indépendamment de l'absorption.

Sur une grenouille, on enleva le sacrum et coupa circulairement le bassin avec les parties molles, ménageant seulement les nerfs sciatiques qui se trouvaient ainsi faire seuls communiquer le train postérieur de l'animal avec son train antérieur. Les circonstances étaient peu favorables à l'observation des mouvements volontaires; mais les mouvements réflexes étaient d'une constatation facile.

Le train postérieur fut ensuite plongé par ses extrémités dans une solution de sulfate de strychnine. Au bout d'une demi-heure, des convulsions tétaniques, se réveillant sous l'influence de la moindre excitation, avaient envahi le train antérieur de la grenouille.

Ce résultat ne paraît pouvoir s'expliquer qu'en admettant que l'immersion dans la solution strychnique avait constitué le nerf dans un état pathologique transmissible de son extrémité périphérique à son extrémité centrale, et capable de se généraliser ensuite par la substance grise de la moelle une fois affectée.

Pendant la demi-heure qui s'écoula entre le début de l'expérience et l'apparition des convulsions générales, aucun mouvement n'accusa, de la part de l'animal, le besoin de s'y soustraire. D'où l'on peut conclure que cette première phase de l'intoxication n'est pas douloureuse.

Dans le tétanos traumatique, nous voyons une lésion d'une extrémité nerveuse sensitive aboutir, au bout d'un temps toujours relativement long, à la production d'une névropathie centrale qui se généralise promptement. Entre le traumatisme initial et le début des accidents convulsifs qui signalent l'envahissement du centre nerveux, pendant qu'il transmet une impression qui doit arriver à déterminer le tétanos, le nerf sensitif n'est pas douloureux.

Les nerfs sensitifs peuvent donc être affectés, même dans l'appareil de la vie animale, sans qu'aucun phénomène de conscience, sans qu'aucune douleur, traduise cette affection.

L'affection non douloureuse, inconsciente, des nerfs sensitifs, peut se propager, suivant leur trajet, jusqu'au centre nerveux, et constituer celui-ci à l'état pathologique.

II.

Le centre nerveux étant secondairement affecté, comment l'est-il ? comment se manifestent ses états pathologiques? quels rapports existent entre la lésion primitive et la forme ou la localisation des symptômes ultérieurs ?

L'anatomie pathologique descriptive nous a bien fait connaître quelques grosses lésions, tumeurs, ruptures vasculaires, induration, ramollissement, dont l'existence a pu expliquer certains phénomènes autres d'ailleurs que les accidents qui nous occupent ici. C'est à des recherches plus délicates qu'il appartenait de révéler certaines variétés d'altérations propres à la substance nerveuse ou à son milieu conjonctif et vasculaire, lésions permanentes ou passagères, pouvant exister isolément ou se compliquer réciproquement, et dont les effets, soupçonnés d'une manière générale mais non encore analysés, se rapprochent davantage de ceux qui font l'objet de cette étude. J'ai insisté ailleurs (*De la Thérapeutique électrique dans les affections nerveuses*, 1865) sur le rôle de ces lésions, dont la clinique ne tient généralement aucun compte, et sur l'influence qu'exerce sur leur production l'existence des divers états diathésiques.

Que ces lésions, primitives ou consécutives à une affection indolore d'un nerf sensitif, viennent à intéresser les conducteurs qui relient au sensorium les cellules centrales des nerfs sensitifs ou certains points de l'organe percepteur lui-même, elles pourront constituer la cause prochaine de douleurs que le sensorium rapportera à un siége autre que la partie affectée. Conservant ici la terminologie de Marshall Hall, nous dirons que, lorsque l'affecton cérébrale est primitive, on a une *algie centrique;* que, lorsqu'elle est consécutive à une transmission pathologique effectuée par un nerf sensitif, on a une *algie réflexe.*

Bien que l'anatomie pathologique des centres nerveux soit fort peu avancée, nous sommes autorisés à admettre que les troubles circulatoires jouent un rôle important dans les lésions qui donnent lieu aux algies réflexes, soit qu'ils existent seuls, soit plutôt qu'ils compliquent une affection permanente de la substance nerveuse ou des éléments conjonctifs qui lui sont unis. La périodicité, régulière ou irrégulière, de la plupart des phénomènes douloureux qui nous occupent ici, donne une très-grande probabilité à cette vue.

Mais ce n'est que par les symptômes que nous pouvons, en pathologie nerveuse, juger de l'existence des lésions. Que sont-ils donc et quelle interprétation nous en donnera la physiologie?

Comme toutes les aberrations fonctionnelles, les symptômes des affections nerveuses accusent le défaut, l'excès ou la spontanéité apparente de quelque acte physiologique.

Le défaut n'a pas à nous préoccuper ici; il soulève toutefois une question que je dois indiquer en passant, sans prétendre actuellement la résoudre, celle de savoir dans quelle proportion la nature d'une lésion de siége déterminé fait que celle-ci donne lieu à des symptômes tantôt paralytiques, tantôt hyperismiques.

L'hyperismie ne peut jusqu'ici s'expliquer que par une affection du centre nerveux, par une soustraction de l'influence cérébrale. Le cas le plus simple, le plus net, est celui des hyperismies expérimentales, celui dans lequel on voit une section transversale incomplète de la moelle déterminer une exaltation manifeste de la motricité et de la sensibilité des parties inférieures à la section. La clinique nous offre, d'autre part, des exemples d'hyperismies dont le mécanisme éloigné semble tout différent : les contractures consécutives à l'hémorrhagie cérébrale, par exemple, les hyperesthésies de l'intoxication alcoolique ou plombique, etc.

Mais, si l'hyperesthésie offre des exemples de l'exagération de l'aptitude à la douleur, elle ne les présente qu'à l'occasion d'une sollicitation extérieure. Le cas qui nous occupe est différent : dans les affections douloureuses proprement dites, le phénomène paraît spontané, c'est-à-dire que l'influence de causes internes suffit à en provoquer l'apparition. Or, ces sollicitations internes consistent souvent en lésions centrales, à la suite desquelles la douleur sera ordinairement rapportée à un siége autre que celui de la lésion, aux parties dont les nerfs sensitifs vont se terminer dans son voisinage immédiat. Tel est le mécanisme général des *algies centriques*, complications si fréquentes des affections mentales.

Nous avons vu plus haut qu'une affection du centre peut être consécutive à une lésion indolore d'un nerf sensitif. Que cette lésion centrale consécutive agisse à son tour sur l'extrémité centrale d'un autre nerf sensitif et donne l'impression d'un état douloureux de ce nerf, on aura une *algie* qui, de par sa genèse pathologique, sera, non plus *centrique*, mais *réflexe*.

Pour juger de la portée de ces phénomènes réflexes de l'ordre sensitif, nous ne pouvons encore nous appuyer que sur les données fournies par l'étude plus avancée des phénomènes réflexes moteurs. Celle-ci nous apprend que, dans l'ordre fonctionnel normal, les impressions sensitives, parvenues au centre, se généralisent, quelque restreinte qu'ait été l'excitation d'où elles procèdent. L'excitation périphérique du nerf était une affection tout à fait locale; le centre la généralise et provoque des réactions éloignées. Toutefois, cette généralisation ne se fait pas d'une manière égale dans toutes les directions et à toutes les distances. Deux conditions la favorisent ou la restreignent : l'inégale impressionnabilité des nerfs qui réagissent, et la résistance du tissu nerveux aux transmissions de toute nature.

L'impressionnabilité plus grande de certains nerfs est accusée de la manière la plus évidente par l'arrêt du cœur succédant aux plus légères excitations périphériques. Quant à la résistance du tissu nerveux à la propagation des excitations, outre qu'elle doit être reconnue *a priori* inévitable, elle est rendue évidente par ce fait, qu'à la suite de l'excitation des nerfs sensitifs, les nerfs moteurs les plus prompts à réagir sont ceux qui font paire avec le nerf sensitif excité.

Nous pouvons donc prévoir que, *lorsqu'une affection d'un nerf centripète intéressant consécutivement le centre nerveux, l'affection du centre retentira sur l'extrémité centrale d'un autre nerf sensitif auquel seront rapportées les perceptions douloureuses, ce sera sur un nerf très-voisin du premier par ses origines, le plus souvent sur une autre branche de la même paire.*

III.

En donnant ici quelques exemples d'algies centriques et d'algies réflexes, mon but n'est pas de rechercher dans les observations publiées la confirmation de la thèse qui vient d'être exposée. L'intérêt que pourrait offrir un travail de cette nature ne serait pas en proportion de la somme de recherches qu'il exigerait; d'autre part, les faits n'étant observés d'ordinaire qu'avec des préoccupations qui en restreignent la portée, une compilation des faits antérieurs analogues à ceux dont j'ai étudié la genèse, aurait l'inconvénient de donner une idée très-inexacte de leur fréquence relative. Il n'est pas de médecin qui, son attention une fois éveillée sur les conditions pathologiques dont j'ai indiqué le mécanisme général, ne rencontre en peu de temps, dans sa pratique, les éléments du contrôle le plus efficace. J'ai seulement cherché, parmi mes observations, celles qui m'ont paru devoir mettre le mieux en lumière les points de physiologie pathologique traités précédemment.

Enfin, je ne saurais trop rappeler une loi de pathologie générale que j'ai eu plusieurs fois à discuter assez longuement pour n'avoir qu'à l'énoncer ici : lorsqu'il s'agit d'autre chose que des conséquences immédiates d'un traumatisme, les causes des phénomènes pathologiques sont toujours et nécessairement multiples.

Pour qu'un état douloureux s'offre à l'observation, il faut, chez le sujet qui le présente, une certaine aptitude à la douleur. Cette première condition est sous la dépendance d'états organiques qui nous sont mal connus. Les vivisections apprennent que, dans une même espèce, l'aptitude à la douleur varie avec la race entre des limites très-étendues; dans une même race ou une même variété, les écarts sont également considérables, sans qu'on ait encore établi sur l'observation aucun caractère qui puisse donner, même grossièrement, la mesure des susceptibilités individuelles. Négligeant ces conditions primordiales, et rentrant dans le domaine de la clinique courante, on arrive à constater que la plus générale des conditions qui prédisposent à l'apparition des phénomènes douloureux est l'anémie, quelle que soit d'ailleurs la cause de celle-ci. Ainsi se trouve expliqué comment certaines causes locales produisent fréquemment, mais non constamment de la douleur, et comment les tentatives d'une thérapeutique reconstituante ont quelquefois raison d'accidents parfaitement localisés auxquels on ne s'est pas adressé directement.

Examinons maintenant quelques-unes des conditions de localisation de la douleur réflexe.

C'est par l'impressionnabilité plus grande de certains nerfs ou de certains *territoires nerveux* (Virchow) que doivent s'expliquer quelques algies réflexes appelées jusqu'ici sympathiques.

Les plus connues sont :

Les migraines à point de départ gastrique, les céphalalgies à point de départ utérin, les algies de la cinquième paire à point de départ gastrique, les algies de la cinquième paire liées à l'état de la menstruation (Valleix), les algies dorso-intercostales à point de départ utérin (Valleix).

Le nerf trijumeau et le sciatique fournissent le plus grand nombre d'algies évidemment réflexes. Ce fait s'explique d'ailleurs aisément par le nombre des branches qu'ils fournissent et la communauté d'origine centrale de filets qui, en raison de la variété de leur distribution, sont sujets à être affectés isolément.

Sont réflexes un grand nombre d'algies sciatiques qui s'observent dans les affections du rectum, de la vessie, de l'utérus, des parties qui reçoivent leurs nerfs du plexus sacré d'abord et aussi du plexus hypogastrique. Sabatier a observé autrefois une algie sciatique consécutive à une piqûre du nerf saphène externe.

C'est le nerf trijumeau qui fournit les exemples les plus variés et les plus nets d'affections réflexes, algiques ou même paralytiques. L'existence des dents, qui représentent trop souvent des corps étrangers attachés à l'extrémité d'un grand nombre des filets terminaux de la cinquième paire, rend compte de la grande fréquence des algies réflexes dont ses autres branches sont le siége.

Observation. — Mme C....., 35 ans, lymphatique et herpétique, souffre depuis huit ans de douleurs frontales, cervicales, occipitales, périauriculaires, tantôt d'un seul côté non constamment le même, tantôt des deux côtés à la fois. Les rémissions sont rares et de courte durée; les accès durent de un à trois septénaires. Privation de sommeil; alimentation irrégulière et ordinairement insuffisante; l'état général, autrefois satisfaisant, s'est notablement altéré. Les narcotiques de toute nature, les révulsifs, le sulfate de quinine, ont été employés sans résultats depuis le début de l'affection. Lorsqu'on me demande d'essayer l'électricité, je refuse d'y recourir tant que la machoire supérieure n'aura pas été débarrassée de racines cariées *qui ne font pas souffrir* (j'insiste sur cette circonstance commune à toutes les observations analogues). On en arrache sept en deux fois, à trois jours d'intervalle. Depuis cette opération, qui remonte à six ans, Mme C....., n'a plus eu que des maux de tête faibles, d'un tout autre caractère et de courte durée, au moment des époques menstruelles, qui sont difficiles.

Obs. — Mme T....., 58 ans, dont l'histoire pathologique est rapportée dans mon *Manuel d'Electrothérapie* (p. 321), à l'occasion d'une affection cérébro-spinale encore mal définie, souffrait, depuis 1834, des céphalalgies les plus complètes et les plus violentes que j'aie jamais vues. Les accès duraient de deux à trois jours et revenaient toutes les semaines, s'accompagnant de vomissements, de délire et d'un affaiblissement marqué de la vue. La guérison de l'affection principale une fois obtenue, vers 1861, je me suis préoccupé de l'état de la bouche. Sans oser attendre de l'avulsion des dents cariées la cessation de douleurs que je regardais comme liées surtout à une affection cérébrale, je considérais leur conservation comme constituant du moins une complication fâcheuse qu'il fallait écarter avant de tenter l'emploi d'aucun moyen curatif. Depuis deux ans que toutes les dents malades ont été enlevées, les accès, déjà un peu moins violents et un peu moins fréquents depuis 1860, n'apparaissent que toutes les trois ou quatre semaines, ne durent qu'un jour, et consistent simplement dans de l'inappétence avec lourdeur de tête.

Obs. — En 1865, M. le Dr Ch. Fauvel m'adressa un de ses clients que faisait beaucoup souffrir une algie faciale. M. X..... avait été atteint, en 1863, d'une angine accompagnée de douleurs de la face. Les accidents, qui avaient cédé à l'usage du sulfate de quinine, se reproduisaient, à intervalles variables, avec le même caractère. Un essai de traitement hydrothérapique avait été suivi d'une augmentation dans l'intensité des douleurs et de surdité de l'oreille gauche.

Quand M. Fauvel m'adressa ce malade, l'angine pharyngée, qui durait depuis trois semaines, était en meilleure voie; quant à la douleur faciale, elle était modérée. Contre celle-ci j'essayai d'abord la faradisation sèche révulsive, puis la faradisation profonde par des excitateurs humides, sans aucun résultat.

Je réclamai alors l'avulsion d'une molaire supérieure gauche. Les douleurs persistent. Retour à la faradisation : une seule application des courants par excitateurs humides donne un succès complet, tant au point de vue de la douleur qu'à celui de la surdité.

Le malade habite la province ; nous ignorons si son aptitude à contracter des angines a été modifiée par l'opération.

Les observations analogues que j'ai été à même de faire sont aujourd'hui extrêmement nombreuses ; mais il serait sans intérêt de les publier : toutes se ressemblent. Depuis dix ans, j'ai vu un grand nombre d'affections douloureuses autres que des odontalgies affecter quelqu'une des branches du trijumeau. A part un cas, où il s'agissait vraisemblablement d'un rhumatisme du muscle épicrânien, je n'ai jamais eu à recourir à l'électricité : le concours du dentiste a été efficace toutes les fois que les patients ont consenti à l'avulsion des racines cariées.

Dans les deux cas suivants existaient des complications qui auraient pu donner le change sur la nature des accidents.

Obs. — Je fus atteint, il y a trois ans, d'une douleur contusive de l'oreille gauche avec contracture douloureuse du masséter du même côté. Cette affection, extrêmement gênante, durait depuis un mois lorsque je m'aperçus que la dernière molaire supérieure gauche était fortement cariée. Jamais elle ne m'avait fait souffrir; cependant je fis procéder à son extraction. Une heure après, la douleur de l'oreille et la contracture du masséter avaient complétement cessé.

Dans l'observation suivante, les phénomènes réflexes étaient moins algiques que paralytiques; il est intéressant néanmoins de la rapprocher de celles qui précédent.

Obs.—M. J..., 86 ans, officier en retraite, a depuis plusieurs années l'oreille dure, pas cependant au point de rester étranger à la conversation. Il y a deux ans, il vint me consulter pour une surdité complète de l'oreille droite : il n'entendait la montre à aucune distance et ne l'entendait pas davantage lorsqu'elle était appliquée sur le crâne. Cependant, comme cette surdité ne datait que de quelques mois, qu'elle avait débuté brusquement, il espérait que l'électrisation pourrait lui être utile.

Avant de prendre un parti, j'examinai la bouche. La dernière molaire supérieure droite était cariée. M. J... prétendait n'en avoir jamais souffert. Je refusai de rien tenter tant que cette dent ne serait pas enlevée. On procéda à son extraction.

Le jour même, M. J... recouvra l'ouïe au même degré qu'avant l'accident pour lequel il était venu me consulter. De plus, le tremblement sénile était devenu tel, au bras droit, que le malade ne pouvait plus écrire. En même temps que se rétablit l'audition, le tremblement du bras diminua au point que M. J... put écrire de nouveau. J'ai revu ce malade, qui a succombé tout dernièrement à une affection ancienne des voies digestives ; peu de temps avant sa mort, la guérison se maintenait parfaitement.

Vers la fin de 1867, M. Tavignot a adressé à l'Académie des sciences un mémoire plein d'intérêt dans lequel il signale l'influence de l'évolution dentaire dans la production de l'ophthalmie scrofuleuse. Dans ce cas, il ne s'agit plus de l'affection indolore d'un nerf causée par la présence d'un corps étranger à son extrémité, affection retentissant douloureusement sur un autre nerf de la même paire; néanmoins le mécanisme réflexe des phénomènes que rendait d'abord présumable la coïncidence de deux lésions observables, s'est trouvé établi par les résultats d'une thérapeutique appropriée.

L'état de la bouche a-t-il la même importance dans les phlegmasies oculaires des adultes? C'est une question qu'il appartient aux oculistes de résoudre. Un de mes amis, exempt d'antécédents spécifiques, est sujet depuis plusieurs années à des iritis qui récidivent sous l'influence de la moindre fatigue; la mâchoire supérieure est garnie d'une façon déplorable; mais je n'ai pu encore obtenir qu'elle fût débarrassée des corps étrangers qu'elle renferme.

En revanche, j'ai vu plusieurs fois des ophthalmies habituelles chez des dysménorrhéiques cesser de se montrer après un traitement efficace de l'affection utérine. S'agissait-il là d'affections réflexes ou de l'une de ces ruptures de l'équilibre circulatoire si communes dans les cas pareils? — Les deux hypothèses ne s'excluent pas et les congestions céphaliques et pulmonaires de la dysménorrhée et de la ménopause se produis[ent] vraisemblablement par un mécanisme de cette nature.

Dans les observations suivantes, il s'agit d'affections primitivement centriques, mais dont la marche a été influencée par des complications d'ordre réflexe.

Obs. — A. B..., 33 ans, cuisinière, entrée en septembre 1861 à l'hôpital Beaujon et transférée, en janvier 1862, à l'hôpital de la Pitié, était affectée d'une paraplégie incomplète qu'on considéra comme paralysie hystérique.

Deux ans et demi auparavant, s'étant couchée bien portante, elle s'était réveillée avec une douleur vive à la région externe et postérieure de la cuisse gauche. Trois semaines après, le membre avait perdu le mouvement. Un an plus tard, la jambe droite se prit de la même manière. Six ou huit mois après, fortes douleurs dans les reins. Application de cautères potentiels sur la région lombaire.

A l'entrée à l'hôpital : douleurs erratiques; sensations alternatives de froid et de chaud dans les genoux, dans les malléoles et dans les masses musculaires de la cuisse; nyctalopie. La malade n'y voit assez distinctement pour lire qu'à partir de quatre heures du soir. Incontinence d'urine à la moindre émotion, sans anesthésie de la vessie.

L'examen le plus attentif ne révéla l'existence d'aucun état diathésique.

L'utérus est en antéversion légère; il existe un peu d'engorgement limité au col. Règles normales.

Plusieurs phénomènes douloureux ont disparu ou se sont modifiés quand les jambes se sont prises : des douleurs d'estomac accompagnées de vomissement et diagnostiquées *gastrite* ont disparu après avoir duré près de six ans. Des douleurs aiguës du bas-ventre, des coliques passagères, le clou hystérique et des algies pariétales et ophthalmiques ont cessé à la même époque. Une céphalalgie habituelle a persisté.

Je ne m'arrêterai pas sur les vicissitudes d'un état qui, pendant un an que je l'ai observé très-attentivement, a peu varié sous l'influence de tentatives thérapeutiques dans lesquelles l'électrisation sous ses différentes formes a joué, durant les six premiers mois, le principal rôle.

Quelques particularités cependant me paraissent mériter d'être notées :

Les cicatrices des cautères devinrent le siége de douleurs spontanées très-vives, bien qu'elles fussent complétement insensibles à une faradisation sèche très-énergique. Cette coïncidence de douleurs spontanées avec de l'analgésie est d'ailleurs une condition très-commune que j'ai signalée depuis longtemps; mais jamais je ne l'avais observée à un pareil degré.

Vers la fin d'août 1862, A. B... fut prise subitement de tous les symptômes d'une péritonite aiguë : sensibilité extrême du ventre, faciès hippocratique, hoquets, vomissements, fièvre intense. L'abdomen fut enduit d'onguent mercuriel belladoné. Au bout de quarante-huit heures, sans que l'état de la malade ait présenté aucune amélioration, tous les symptômes cessent, comme ils étaient venus, subitement.

La malade, qui s'était levée le jour même, et qui paraissait rentrée dans son état habituel, succomba en dix minutes, huit jours après environ, à une apoplexie pulmonaire.

A l'autopsie, on chercha tout d'abord les traces de l'étrange péritonite qui avait cessé brusquement; il n'en existait aucun vestige : les parties offraient une coloration et une souplesse tout à fait normales.

Le crâne ne fut pas ouvert. A l'ouverture du canal rachidien, on ne trouva de lésion apparente qu'une tuméfaction notable du renflement lombaire de la moelle qui, soumis à l'examen de M. Luys, fut reconnu sclérosé.

Obs.—Mme P..., 38 ans, a eu la vie matérielle facile, et quelques tribulations morales.

Il y a neuf ans, j'eus à la traiter pour une antéversion avec engorgement et dysménorrhée, s'accompagnant d'une impressionnabilité extrême, avec palpitations fréquentes. Le traitement de l'affection utérine diminua les palpitations et la dysménorrhée ; mais l'état mental resta le même et s'accusa de plus en plus dans le sens d'une manie orgueilleuse et jalouse, contrastant avec un fond de bonté extrême. Maux de tête fréquents ; céphalalgie frontale.

En août 1866, double conjonctivite, accompagnée d'algies temporales et d'algies des branches ophthalmiques, violentes surtout à droite. Applications topiques de digitale, sulfate de quinine en lavements. Les oscillations de l'état douloureux paraissent indépendantes du traitement. En quinze jours, les cheveux avaient blanchi sur toute la moitié antérieure du crâne.

Au début de l'ophthalmie, j'avais questionné Mme P... sur l'état de ses dents : avait-elle des racines ? Sur sa réponse négative, je n'insistai pas, sachant qu'elle portait un râtelier et respectant sa répugnance à en convenir.

Au bout d'un mois, l'œil gauche étant presque guéri, la cornée droite apparut un matin congestionnée au pourtour, et moins brillante. Le soir, le centre était opaque. En présence de cet accident, je renouvelai ma question relative aux dents ; la réponse fut encore négative. J'insistai ; négation acharnée. Cependant, l'émotion de la malade ayant amené un mouvement convulsif de la face, la pièce de la mâchoire supérieure se détacha, et je pus constater qu'elle avait été posée sur une gencive renfermant un grand nombre de racines cariées dont l'avulsion fut décidée, mais trop tard. J'appris alors que douze ans auparavant, à la suite de violentes douleurs des joues et des tempes, presque toutes les dents avaient été atteintes de carie et étaient tombées par fragments, laissant dans les mâchoires des racines indolores.

En faisant arracher ces racines, je ne prétendais pas enrayer complétement les accidents oculaires. Cette carie survenue brusquement après des douleurs faciales chez un sujet dont l'état mental laissait fort à désirer, était évidemment en rapport avec une affection de la cinquième paire occasionnée par une lésion primitivement encéphalique. Mais je pensais que l'état des dents pouvait réagir à son tour sur celui du centre nerveux ; qu'il n'était sans doute pas étranger à la marche fâcheuse d'une affection oculaire rappelant le début des accidents qui amènent la fonte de l'œil chez les animaux auxquels on a coupé le nerf ophthalmique ou le trijumeau en avant du ganglion de Gasser ; que le meilleur moyen, sinon d'éviter, du moins de retarder la fonte de l'œil, était encore de déblayer la bouche.

La malade n'étant pas transportable, l'opération fut ajournée.— M. Wecker, appelé le jour où la cornée s'était voilée, puis ulcérée,

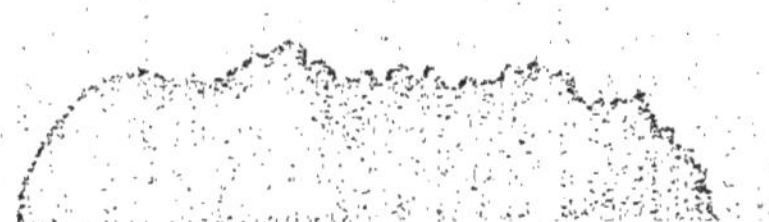

prescrivit des instillations d'atropine et des onctions autour de l'œil avec l'onguent mercuriel belladoné; bandage occlusif; petits vésicatoires morphinés sur la tempe et derrière l'oreille. Persistance des douleurs; l'ulcération de la cornée progressait lentement. Dix jours après, M. Pillette fit l'extraction des racines de la mâchoire supérieure, au nombre de huit.

Continuation du traitement. Les douleurs diminuèrent, et, au bout de peu de jours, laissèrent des intervalles de calme qui permirent un peu de sommeil. Six semaines après, M. Wecker réséqua un lambeau d'iris qui faisait hernie; la plaie marcha lentement, mais d'une manière continue, vers la cicatrisation.

Lorsque la cicatrisation de la cornée fut obtenue, M. Wecker proposa de cacher sous une plaque d'émail le globe oculaire perdu. Le contact d'un corps étranger me paraissait, dans un cas d'affection cérébrale siégeant au voisinage de la cinquième paire et intéressant son extrémité centrale, devoir amener de nouveau l'ulcération du globe, et finalement la fonte de l'œil dans des conditions qui pouvaient donner à cet accident une extrême gravité. Ce ne fut donc qu'avec de grandes appréhensions que je cédai à l'avis de M. Wecker et au désir de la malade. L'expérience n'a pas justifié mes craintes. Depuis bientôt deux ans, Mme P... porte une plaque légère, parfaitement exécutée et adaptée par M. Boissonneau père. Depuis ce temps, aucun accident n'est arrivé à l'œil. Les douleurs temporales sont devenues plus rares et moins intenses. Ma conviction est néanmoins que, malgré la légèreté et la parfaite adaptation de la pièce artificielle, la cornée se fût inévitablement ulcérée si l'avulsion des dents n'eût écarté une cause permanente de sollicitations pathologiques.

Aujourd'hui, l'état de Mme P... est aussi satisfaisant que possible. Si l'état mental ne s'est pas amélioré, du moins les manifestations délirantes exigent, pour se produire, des excitations plus fortes; elles ne surgissent plus, comme autrefois, à tout propos, à l'occasion d'une porte qu'on ouvre ou qu'on ferme, de l'impression un peu brusque de la lumière, d'une contradiction sur un objet insignifiant. La malade jouit, en somme, d'un calme relatif qui lui était inconnu depuis plusieurs années.

En résumé :

Les nerfs sensitifs peuvent, même dans l'appareil cérébro-spinal, transmettre, indépendamment des excitations perçues, des impressions morbides souvent inconscientes.

Le centre consécutivement affecté peut agir à son tour sur d'autres nerfs sensitifs, quelquefois pour les paralyser, ordinairement pour les rendre douloureux.

Des raisons d'impressionnabilité spéciale et des raisons de

voisinage président à la localisation de ces actions secondaires, réflexes.

En présence d'un phénomène douloureux, dont la cause organique ne peut être rattachée ni par l'observation, ni par l'induction, au siége de la douleur, il faut chercher le point de départ des phénomènes observés dans les autres branches de la même paire, ou dans quelque appareil qu'on sait être en relations physiologiques ou pathologiques faciles avec la partie ostensiblement affectée.

C'est à cette lésion primitive que devra toujours s'adresser d'abord le traitement.

A. PARENT, imprimeur de la Faculté de Médecine, rue M.-le-Prince, 31.

www.ingramcontent.com/pod-product-compliance
Ingram Content Group UK Ltd.
Pitfield, Milton Keynes, MK11 3LW, UK
UKHW021151230726
13926UKWH00001B/46